SOCIÉTÉ FRANÇAISE DE SECOURS AUX BLESSÉS

DES ARMÉES DE TERRE ET DE MER

COMITÉ DÉPARTEMENTAL DE DIJON

RÉSUMÉ

DES

CONFÉRENCES MÉDICALES

FAITES AUX DAMES, MEMBRES DE LA SOCIÉTÉ

PAR

M. LE DOCTEUR GAZIN

Médecin-Major au 26e Régiment de Dragons.

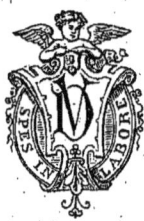

DIJON

IMPRIMERIE DARANTIERE

65, RUE CHABOT-CHARNY, 65

1892

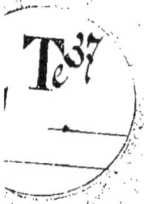

RÉSUMÉ

DES

CONFÉRENCES MÉDICALES

SOCIÉTÉ FRANÇAISE DE SECOURS AUX BLESSÉS

DES ARMÉES DE TERRE ET DE MER

COMITÉ DÉPARTEMENTAL DE DIJON

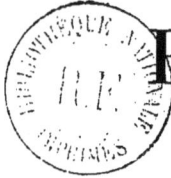

RÉSUMÉ

DES

CONFÉRENCES MÉDICALES

FAITES AUX DAMES, MEMBRES DE LA SOCIÉTÉ

PAR

M. LE DOCTEUR GAZIN

Médecin-Major au 26ᵉ Régiment de Dragons.

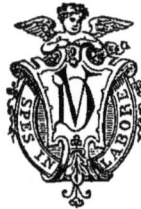

DIJON

IMPRIMERIE DARANTIERE

65, RUE CHABOT-CHARNY, 65

1892

SOCIÉTÉ FRANÇAISE DE SECOURS AUX BLESSÉS
Des Armées de terre et de mer.

RÉSUMÉ

DES

CONFÉRENCES MÉDICALES

PREMIÈRE CONFÉRENCE
22 Janvier 1892

APERÇU SUR LES MICROBES

Pour mieux comprendre les détails de la méthode antiseptique (qui pourraient sembler superflus de prime abord), pour mieux apprécier le rite listérien, il a paru utile de faire une étude, à la fois brève et explicite, de ces infiniment petits que nous sommes appelés à combattre, d'autant qu'ils se retrouvent partout, dans l'air, dans l'eau, dans le sol, dans les cavités des corps.

Sans entrer dans les détails d'une technique fatigante ou inutile, nous leur appliquerons les noms de microbes, microbes organismes, bacilles ou bactéries, sous lesquels ils sont le plus communément désignés, sans préjuger leur nocuité.

DE LA PLACE DES BACTÉRIES PARMI LES ÊTRES VIVANTS

Les microbes sont assez fins pour n'être vus qu'aux forts grossissements du microscope.

La motilité évidente de bien des espèces les avait fait ranger dans le règne animal.

Mais Davaine démontre l'immobilité absolue de certaines espèces dans tout le cycle de leur existence.

Pasteur accepte néanmoins leur vitalité animale et les range dans les infusoires ou animalcules vivant dans les liquides.

L'absence de chlorophylle (matière verte des feuilles) les a fait déclasser des grands végétaux verts ; quelques bactéries ont cependant un pigment vert.

Il est plus naturel de les rapprocher des champignons dont ils ont les analogies de texture et de propriétés biologiques.

Quoi qu'il en soit, leur importance est considérable et loin d'être en rapport avec leur constitution infime.

Origine des bactéries. — L'apparition rapide des bactéries dans des liquides en apparence très purs a soulevé les théories de la génération spontanée.

Certains auteurs les firent venir des matières albuminoïdes en décomposition, d'autres de la pellicule proligère qui se forme à la surface des infusions organiques exposées à l'air.

Il appartenait à Pasteur de répondre victorieusement à ces hypothèses et de démontrer :

1° Qu'un liquide stérilisé (purifié), placé à l'abri de l'air, ne présente jamais de bactéries ;

2° Que les poussières seules de l'air en provoquent l'éclosion ;

3° Que l'air débarrassé de ses corpuscules est impropre à féconder les infusions.

La petitesse, le nombre immense de ces micro-organismes, l'aire de leur dispersion, la ténacité de leurs germes ou spores, expliquent les résultats erronés des premiers observateurs.

C'est en se mettant à l'abri des causes d'erreur que Pasteur est arrivé à ses conclusions.

Bactéries de l'air. — L'air est peuplé de microbes ; leur nombre varie avec les localités.

Pour Paris, Miquel a reconnu que la quantité diminuait à mesure qu'on s'élevait.

Les couches supérieures de l'atmosphère sont relativement pures.

Les saisons ont leur influence sur les bactéries ; elles s'accroissent et se maintiennent au maximum pendant l'été, diminuent à l'automne pour arriver au minimum en hiver ; la chaleur la plus favorable est de 20° à 30°. Les variations des jours sont en rapport avec l'hygrométrie de l'air ; un état hygrométrique faible leur est favorable.

Une pluie continue les fixe et purifie l'air.

Le vent est la cause la plus importante de leur dispersion.

Les locaux habités se chargent de germes de toute sorte (11000 microbes par mètre cube dans une salle de chirurgie à Paris).

Exemples de bactéries de l'air : bacille typhique, spirille du choléra, micrococcus de la pneumonie, bacilles tuberculeux.

Bactéries de l'eau. — La dessiccation tue les espèces fragiles ; l'eau offre aux microbes des conditions de vie meilleures et en renferme plus que l'air.

L'eau est la voie de transmission habituelle de bien

des maladies : fièvre typhoïde, choléra, dysenterie, érysipèle, charbon ; d'où la nécessité d'analyser et de purifier les eaux suspectes.

Les eaux de source qui ont filtré à travers le sol sont les plus pures, puis viennent les eaux de puits ou de citernes, enfin celles des rivières.

Les eaux de pluie et surtout les eaux d'égouts sont surchargées ; 35 bactéries par centimètre cube pour les premières ; 20,000 pour les secondes (à Clichy, expériences de Miquel).

Bactéries du sol. — La majorité des microbes a besoin d'air (oxygène), de lumière, de matériaux organiques. Ce sont les *aérobies.*

Quelques espèces ne vivent qu'à l'abri de l'air ; ce sont les *anaérobies.*

Il est alors facile de comprendre que les couches supérieures du sol renferment une multitude de micro-organismes, tandis que les parties profondes seront réservées aux anaérobies.

Exemple de microbes du sol : bacille typhique, charbon, vibrion septique (septicémie des opérés), bacillus de l'intestin, etc.

Bactéries du corps. — L'intérieur même du corps, à l'état sain, n'est pas le milieu des microbes : Ainsi le sang, le lait, l'urine normaux n'en contiennent pas.

En revanche, les parties du corps en communication avec l'air, bouche, estomac, intestins, en sont peuplés.

L'acidité du suc gastrique leur est nuisible. La peau humaine est le réceptacle de nombreuses espèces.

Certains microbes sécrètent des liquides qui aident

aux digestions ; en grande quantité ces sécrétions peuvent être toxiques.

Exemples : microbes de la bouche ; leptothrix buccalis ; de l'estomac, sarcine ; de l'intestin, bacillus coli ; de la peau, micrococcus aureus.

Action des bactéries sur les milieux. — Elles s'y comportent comme des êtres vivants. Elles utilisent des aliments pour leur nutrition. Elles rejettent les résidus de leur activité vitale ; ces échanges complexes ne se font pas sans transformation des milieux.

D'où la putréfaction et la fermentation des substances animales par les bactéries dites de fermentation, etc.

Certaines vivent à l'état de parasites indifférents, ce sont les saprophytes.

Beaucoup sont des parasites dangereux, ce sont les bactéries pathogènes.

En dehors de ces propriétés, les microbes sont colorés ou donnent une teinte rouge, bleue, violette, aux suppurations : ce sont les microbes dits chromogènes.

Quelques-uns enfin sont lumineux ou photogènes.

La nocivité des espèces ou leur virulence n'est pas toujours due aux microbes eux-mêmes ; elle résulte souvent de leurs productions toxiques ou ptomaïnes.

DEUXIÈME CONFÉRENCE
11 Mars 1892

DÉFENSE CONTRE LES ORGANISMES

On est en défense contre les organismes, bactéries, microbes, etc. :

1° Par immunité, quand on a une bonne constitution ;

2° Par vaccination, en inoculant le germe d'une maladie pour prévenir cette maladie même ;

3° Par antisepsie, c'est-à-dire en se prémunissant contre l'éclosion ou le développement des parasites de toutes natures ;

4° Par désinfection, quand on détruit les organismes déjà existants.

Les premiers soins hygiéniques à prendre quand il s'agit de soigner un blessé ou de l'opérer sont :

1° La désinfection du sol.

Si le sol est formé de parquet préalablement ciré, il suffit de le cirer à nouveau en prenant soin de boucher les interstices des lames avec de l'étoupe pour empêcher les poussières de remonter à la surface du sol ; ces poussières contenant des agents d'infection qui peuvent éclore à la chaleur de la chambre.

Si, au contraire, le plancher est en bois ordinaire il faut le laver à l'éponge avec de l'eau phéniquée à 2 0/0 ou plus simplement à l'eau de chaux, au sulfate de fer (2 ou 3 0/0), au cresyl (5 0/0), etc.

On emploie les mêmes solutions pour désinfecter les cabinets, les vases, les crachoirs, etc.

2° La désinfection de l'air et des tentures, au moyen du spret phéniqué.

On emploie à cet effet le pulvérisateur à vapeur de Lucas Championnière.

Il consiste en une chaudière contenant de l'eau ordinaire chauffée par une lampe à alcool ; la vapeur produite s'échappe par une tubulure latérale et effilée et détermine l'aspiration du liquide médicamenteux placé dans un godet voisin.

Sous l'influence de la pression et de la rapidité du

jet de vapeur, le liquide médicamenteux est divisé en gouttelettes excessivement ténues et projetées dans la direction du jet de vapeur.

On peut employer aussi le pulvérisateur improvisé de Richardson pour désinfecter spécialement l'air ambiant du malade.

Il consiste en un flacon dans lequel plonge un tube ; extérieurement se trouve une boule en caoutchouc que l'on presse ; l'air pénètre dans le flacon, fait pression sur le liquide désinfectant qui, par capillarité et adhérence moléculaire, remonte dans le tube et se répand au dehors en fine poussière.

3° Les plus grandes précautions doivent être prises pour la salubrité de l'eau qui doit servir aux lavages comme à la boisson.

En temps de guerre où l'on peut être privé d'une eau de source qui n'est pas elle-même exempte d'impuretés en raison de son passage dans des conduites, il faut pouvoir obtenir une eau saine.

Comme moyens pratiques, sans oublier le filtre Chamberland (bougies porcelaines) et le filtre Maignen (Treillage d'amiante), dont l'usage nécessite une installation spéciale, on pourra faire bouillir l'eau ; mais alors elle devient lourde par l'absence d'air et par suite indigeste. On fera provision d'eau dans un tonneau garni d'un lit de sable et de gravier afin d'absorber les matières étrangères, et de charbon qui purifiera.

Certaines eaux sont crues, dures ou séléniteuses (sulfate de chaux) ; on les éprouve en y faisant cuire des légumes qui, dans ce cas, se recouvrent d'une croûte calcaire.

Quelques eaux sont calcaires (carbonate de chaux), saumâtres (substances salines).

4° Désinfection des vêtements.

Sans parler des étuves perfectionnées, cette désinfection peut se faire par un moyen simple et pratique.

Il suffit d'enfermer les vêtements dans un tonneau, de les recouvrir d'un treillis en ficelles et, renversant ce tonneau, le mettre au-dessus d'une chaudière contenant un désinfectant (soufre, chlore, phénol, thymol), en ayant soin toutefois de percer la partie supérieure du tonneau pour y introduire un tube par lequel s'échappera la vapeur qui s'y trouve en excédent.

Une infirmière, soucieuse de l'hygiène, devra non seulement garantir ses vêtements par un tablier et des manches, mais aussi, remplaçant la coquetterie par la raison, se couvrir d'une blouse ample et longue, de préférence en coutil ou en lustrine, l'enveloppant et se fermant très exactement au cou et aux poignets.

Elle sera munie d'une trousse comprenant : une paire de ciseaux en acier, de plusieurs pinces pour manipuler les linges et objets de pansement, d'une spatule pour saupoudrer, d'un porte-mèche pour introduire les pansements dans les cavités.

Un thermomètre médical est toujours utile mais il n'est pas indispensable.

Les accessoires avec lesquels une infirmière doit être familiarisée sont :

1° Les draps d'alèze faits avec des draps usagés, pliés en plusieurs doubles, que l'on met sous les malades afin de préserver les draps qui garnissent le lit.

2° Les tissus imperméables, caoutchouc, toiles

cirées, taffetas gommés qui empêchent l'infiltration des liquides et des suppurations ;

3° Les éponges préalablement désinfectées et préparées spécialement pour le lavage des plaies ;

4° Les bassins réniformes (reins, haricots) destinés à être appliqués sur certaines parties du corps pour recueillir les écoulements et suppurations. Il en est qui sont à double échancrure.

5° Les seaux à pansements, où seront versés les liquides contenus dans les bassins réniformes ;

6° Les cerceaux en bois pour soulever les draps du lit afin d'en éviter le poids et le contact aux blessés.

7.° Et tous les autres objets habituellement employés auprès des malades.

MATÉRIEL DESTINÉ A ÊTRE IMPRÉGNÉ DES PANSEMENTS

Les *compresses* faites de préférence en toile ; elles sont appelées :

1° Croix de Malte à cause de la forme qu'elles affectent pour éviter les épaisseurs, et pour que les bords puissent se superposer et s'adapter aux régions pansées ;

2° Longues ou longuettes ;

3° Graduées : plissées en forme d'éventail ;

4° Prismatiques : plissées par moitié de gauche à droite d'un côté et de l'autre de droite à gauche.

La charpie, bien qu'elle ait été remplacée par un pansement perfectionné, ne saurait cependant être négligée. On ne peut oublier les services qu'elle a rendus pendant la dernière guerre. La charpie en filaments longs est préférable. Ces filaments, réunis en petite quantité, sont nommés Plumasseaux. S'ils sont plus gros on les appelle des Gâteaux. Ployés en deux par une attache quelconque, ils forment des Bourdonnets ; plus petits encore, ils deviennent des Tampons ; réduits à quelques fils longs, ce sont des Mèches.

Le procédé de M. Thomas, pharmacien militaire, pour antiseptiser la charpie, consiste à la tremper dans un bain d'hypochlorite de soude, la laver, l'exprimer, la mettre dans une solution au 1/10 d'acide chlorhydrique, laver jusqu'à réaction neutre (ni acide, ni alcalin) et sécher sur des claies.

La gaze de mousseline ou tarlatane qui sert aux bandages ; elle est amidonnée pour garder une certaine fermeté alors même qu'elle a été mouillée ; elle a surtout l'avantage, une fois séchée, de donner une certaine cohésion aux pansements.

On trouve toute préparée de la gaze phéniquée : on la conserve dans du papier parcheminé (papier qui a subi des immersions dans l'acide sulfurique).

Le coton ou ouate ordinaire pour la première couche.

Le coton hydrophile qui absorbe les liquides. On l'obtient avec de l'ouate ordinaire que l'on plonge dans une solution de soude à 25 0/0.

Le lint ou tissu charpie, étoffe mélangée de coton et de chanvre.

Le lin, lessivé dans des cendres ordinaires, macéré dans la préparation 8 ou 10 heures, lavé 5 ou 6 fois à grande eau, séché et cardé.

La jute (Corchorus capsularis) ; plante textile.

L'étoupe faite de chanvre et rendue blanche et soyeuse par un procédé de MM. Weber et Thomas ;

l'oakum est l'étoupe faite avec les vieux cordages.

La ramie, plante textile cultivée dans le Vaucluse, dont on fait une toile particulièrement solide.

La sciure, charpie et ouate de bois, résultant de morceaux de bois effilochés et réduits en charpie.

La tourbe.

Le sphaigne, mousse des marais.

Le papier-charpie, papier ordinaire non collé.

PIÈCES DE PANSEMENTS SECONDAIRES POUR LA PROTECTION DES PLAIES ET DES PANSEMENTS

Silke protective de Lister ou soie vernissée, avec du copal, d'une teinte légèrement verte. Elle est mise directement sur la plaie pour atténuer la sensibilité.

Pour faire adhérer les pansements et protéger les plaies contre les germes extérieurs on emploie :

Le mackintosh, coton ou toile caoutchoutés.

La gutta-percha laminée, substance gommeuse réduite en lames très minces.

Le taffetas gommé, soie ou coton enduits d'huile de lin.

Le papier ciré et *parcheminé* trempés dans la cire ou l'acide sulfurique. –

Le diachylon.

La percaline adhésive.

La baudruche, membrane qui recouvre les intestins du bœuf.

Ces quatre derniers objets sont des agglutinatifs.

Les *drains* sont des tubes en caoutchouc creux qui sont introduits dans les plaies pour donner écoulement à la suppuration.

Pour les *ligatures*, on emploie le catgut (boyau de chat), des fils de soie, de cuivre, d'argent, les crins de Florence (intérieur du ver à soie). Ils sont stérilisés par avance : les ligatures doivent être faites promptement pour éviter le contact de l'air.

RÈGLES GÉNÉRALES DES PANSEMENTS

A. — *Antisepsie préventive.*

Tous les instruments et tous les matériaux devant servir aux opérations et aux pansements doivent être passés à l'iodol, à l'eau phéniquée 5 0/0.

Toute infirmière devra toujours, avant de prêter son assistance, se laver les mains à l'eau phéniquée 5 0/0; s'il lui faut recourir à un nouveau lavage, pendant une opération, elle emploiera une solution plus étendue.

B. — *Antisepsie pendant opération ;*
C. — *Permanence de l'antisepsie ;*
D. — *Renouvellement des pansements.*

La conférence se termine par une leçon pratique sur la manière d'effectuer les bandages qui doivent maintenir les pansements et sur la manière de plier et de déplier les bandes.

Ces bandages sont circulaires, obliques, croisés ou en spirale. Le bout de la bande avec lequel on commence le bandage s'appelle le chef initial, l'autre extrémité, le chef terminal.

La bande peut être double, alors il y a deux chefs terminaux.

Le plein des bandes, simples ou doubles, s'appelle

globe ; les bandes sont donc roulées à un ou deux globes

TROISIÈME CONFÉRENCE

25 Mars 1892

RÈGLES GÉNÉRALES DES PANSEMENTS

(*Suite*)

Dans l'antisepsie préventive est comprise la désinfection des vêtements de corvée, faute de pouvoir en changer lorsque l'on sort d'une salle où se trouvent des germes d'infection pour entrer dans la pièce où doit se faire l'opération ; puis la désinfection des mains qui sont un réceptacle favorable aux microbes et surtout la matrice des ongles.

Pour rappeler ce qui a été dit dans la précédente conférence, il est recommandé de bien savonner les mains à l'eau chaude, de les passer à l'eau phéniquée à 5 0/0 ; mais cette solution étant un peu corrosive, une solution à 2 0/0 suffira par la suite.

Pour la désinfection des instruments, il faut faire une distinction entre ceux qui sont lisses et ceux qui sont à cannelures ; les premiers sont lavés à l'eau de savon chaude, puis passés à la solution phéniquée 5 0/0. M. Maljean prétend que ça ne suffit pas dans certains cas, entre autres le tétanos. Il conseille l'eau bouillante avec du carbonate de soude, 1 0/0 ; mais ce procédé ne peut être employé pour les instruments à cannelures qui en seraient détériorés : on se servira d'une brosse, savon, eau chaude, solution phé-

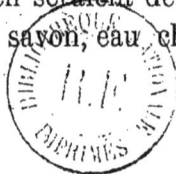

3

niquée bouillante pour les lames, toujours froide pour les manches.

M. Tripier trempe ses instruments cannelés dans de l'huile à 120°, puis dans une solution phéniquée à 80°.

Dans les hôpitaux, les instruments devant servir à une opération sont mis à l'étuve une heure d'avance.

Pour les petites opérations courantes, il suffit de passer les bistouris, aiguilles, canules, etc., à la flamme d'alcool durant cinq minutes.

Quand les instruments ont servi, il faut les laver immédiatement à la brosse et au savon, les sécher avec des linges antiseptisés et faire un lavage complémentaire à l'éther et à l'alcool pour débarrasser les instruments des matières grasses restées dans les interstices.

Ils doivent être conservés dans des boîtes très hermétiquement fermées, soit en bois, soit en zinc, soit en fer blanc, dont les angles soient émoussés pour ne pas laisser les microbes s'y réfugier.

A Dijon, à l'hôpital, dans les salles militaires, M. le docteur Gazin a fait établir une espèce de guéridon reposant sur pieds en fer à roulettes qui supporte un plateau rectangulaire à arêtes inclinées avec un trou au milieu ; il sert à poser les instruments. Sur un chariot roulant, en fer blanc, on pose les bocaux à solutions.

Ces solutions sont diversement colorées pour rendre facile la reconnaissance des substances et éviter toute méprise ou confusion.

La partie spéciale du malade qui doit subir l'opération sera aussi désinfectée : Lavage à l'eau chaude et au savon ; solution phéniquée 5 0/0 ou sublimé

1/1000 ; si la surface est pileuse, il faudra la raser après l'avoir vaselinée.

Pour l'antisepsie pendant l'opération, se reporter à la conférence précédente : Draps d'alèze, toile cirée, spret, lavage fréquent des mains, etc.

Toutefois, il est plus prudent de faire le spret avant l'opération : les microbes peuvent être entraînés par la pulvérisation, tomber dans la plaie et devenir des foyers d'infection.

Au lieu du spret on mettra des compresses phéniquées sur la plaie, on lavera les anfractuosités avec une solution antiseptique forte. (Chlorure de zinc 5 ou 8 0/0).

Pour les drains et fils à ligatures on se servira de solutions à l'acide phénique.

Quant à la permanence de l'antisepsie, elle consiste en l'application méthodique des pansements, en veillant à immobiliser les membres blessés et en se servant des cerceaux qui préserveront du contact des draps.

Le pansement est renouvelé 24 ou 48 heures après sa première application, puis 5 ou 7 jours ensuite, beaucoup plus longtemps après s'il a été fait au sublimé.

On fait des lavages ou non suivant l'effet obtenu avec la solution forte. On sèche la profondeur des plaies avec de la charpie ou des boulettes de gaze et l'on tamponne avec le porte-mèche spret.

TECHNIQUE DES PANSEMENTS

1° *Pansements phéniqués de Lister.*

(Gazes, étoupes, coton hydrophile, etc.)

On les trouve tout préparés dans le commerce, mais, malgré toutes les précautions prises pour leur préservation, la volatilité de l'acide phénique est telle que ces matériaux perdent de leurs propriétés antiseptiques. Aussi est-il nécessaire de donner à l'acide phénique plus de cohésion à l'aide de substances résineuses ou grasses, telles que la colophane, la stéarine. Toutefois il est plus prudent de retremper ces matériaux dans la solution au moment de s'en servir.

Les bandes de gaze sont trempées dans une solution phéniquée à 5 0/0. Il en est de même pour les drains et les éponges.

Le catgut, qui est résorbable à l'intérieur des plaies, est imprégné d'acide chromique ou d'huile phéniquée à 20 0/0; le procédé de la soie convient mieux.

La soie est mise pendant 8 jours dans l'huile de térébenthine ; elle est lavée à l'éther et on la conserve dans de l'alcool.

Le crin reste 20 jours dans une solution phéniquée à 3 0/0.

Les fils d'argent trempent 10 jours dans de la glycérine phéniquée à 10 0/0.

2° Solutions antiseptiques.
Préparations courantes.

A. — Solution forte à 1/20. Instruments, mains.

Acide phénique	50 grammes.
Alcool ou glycérine	50 —
Eau	1000 —

B. — Solution 1/40. Instruments et mains dans le courant des opérations :

Acide phénique	25 grammes.
Alcool	25 —
Eau	1000 —

C. — Solution 3 0/0 spret :

Acide phénique . . . . . 33 grammes.
Alcool . . . . 33 —
Eau . . . . 1000 —

Pour sonder les plaies avec le doigt ou pour graisser les instruments, on se sert d'huile ou de vaseline phéniquée de 5 à 10 0/0.

APPLICATION DES PANSEMENTS ANTISEPTIQUES

Ils peuvent se diviser en trois parties :

1° Les plaies opératoires pour lesquelles on applique les préceptes des règles générales ;

2° Les plaies accidentelles ou récentes ;

3° Les plaies septiques qui ont suppuré ou qui menacent de suppurer.

On les traite à l'aide de l'irrigateur d'Esmarch, nom général donné à des vases de porcelaine ou émaillés, terminés par une embouchure à laquelle est adapté un tube en caoutchouc muni d'un robinet terminé par une canule effilée, d'une contenance de plusieurs litres.

L'eau fait pression dans l'irrigateur surélevé.

A défaut, on emploie une seringue en caoutchouc inattaquable par les solutions antiseptiques.

L'intérieur des plaies est irrigué pour y détruire les germes. Si la plaie est jeune, on emploie une solution phéniquée à 5 0/0 ou au chlorure de zinc à 5 ou 8 0/0.

Les membres blessés sont immergés dans des bassines (Solution phéniquée 2 0/0).

Le protective peut être remplacé par du papier huilé

ou de la gutta-percha laminée et le mackintosh par des substances imperméables; on obtient ainsi les pansements humides.

On associe quelquefois l'iodoforme à l'acide phénique pour les pansements mixtes.

ACCIDENTS DES PANSEMENTS.

Les accidents qui peuvent survenir à la suite de ces pansements sont locaux ou généraux.

Dans le premier cas il y a éruption et irritation de la peau. Pour y remédier, on lave à l'eau chaude et on enduit de vaseline boriquée.

Dans le second cas, ils produisent l'intoxication aiguë ou lente et des phénomènes cérébraux.

Il faut alors opérer avec une grande prudence.

Quand les plaies sont vastes, on doit éviter les solutions fortes. Si un accident survient, il faut assécher la plaie avec des tampons, injecter de l'éther au malade et lui faire des frictions générales avec de l'alcool.

SOLUTIONS ANTISEPTIQUES AU SUBLIMÉ

Comme pour les pansements à l'acide phénique, on trouve les matériaux dans le commerce.

Solution au 1/1000. — Champ opératoire, mains.

Bichlorure de mercure	1 gramme.
Alcool	100 —
Eau	1000 —

Solution au 1/5000 pour le lavage des plaies, des

linges, des éponges et en général pour tout ce qui n'est pas de mesure préventive.

Solution au 1/2000 pour la soie que l'on conserve ensuite dans l'alcool.

Solution au 1/1000 pour les drains.

Le catgut est attaqué par le sublimé, il convient de s'en tenir à l'acide phénique.

Le sublimé est préféré pour sa fixité mais aussi il est plus toxique.

Toutefois les fournitures préparées au sublimé peuvent s'avarier. Pour y remédier, M. Thomas mélange le bichlorure de mercure (1 à 5 grammes) avec de la gomme du Sénégal (10 gr.), de la glycérine (10 gr.), de l'alcool à 80° (selon la force à donner au pansement) 100 gr.; de l'eau distillée en quantité suffisante pour trois litres de liqueur.

On y plonge le coton, la charpie, l'étoupe, la gaze, etc. ; on exprime plusieurs fois et on applique directement à l'intérieur ou à la surface des plaies.

On peut associer l'iodoforme au sublimé; mais alors il se produit un sel de mercure qui est corrosif, produit des éruptions et donne un surcroît de fatigue et de gêne au malade.

Contre l'intoxication du sublimé, on fait absorber au malade des médicaments iodurés ou opiacés.

Quand on emploie des solutions de sublimé il faut avoir soin de ne jamais se servir de vase ou récipient en métal qui en serait attaqué.

La faïence, la porcelaine, l'émail, doivent être préférés.

Pour les applications des pansements au sublimé, se reporter à celle des pansements phéniqués.

DÉMONSTRATION EXPÉRIMENTALE

1º *Plaies simples, sans ligature ou drainage.*
Plaies ouvertes.

Après les soins préalables et pendant la préparation du pansement, appliquer une compresse d'eau phéniquée ; mettre directement sur la plaie, sur toute sa surface, un morceau de protective (2 à 3 0/0 solution phéniquée) pour empêcher l'irritation ; une épaisse couche de gaze en compresse, rendue malléable après avoir été trempée dans une solution à 25 0/0 de soude ou d'hypochlorite de soude et rincée à l'acide chlorhydrique ; un morceau de mackinstosh appliqué hermétiquement, un très gros manchon d'ouate, fixer avec des bandes antiseptisées ou de la tarlatane trempée dans l'eau mais non dégommée.

L'extrémité du bandage sera fixée par une épingle double, dite de nourrice, anglaise ou de sûreté.

Trois sortes de bandages :

Ceux faits avec des bandes étroites et pleines ;

Ceux faits avec de grands linges d'une seule pièce ;

Ceux dits composés (carrés triangulaires).

Exemple :

Blessure à l'avant-bras.

Commencer par faire quelques tours de bande à la main pour qu'elle ne gonfle pas, monter le long du bras à grands tours de bande pour maintenir le pansement ; fixer avec du silicate ou de la gomme pour éviter les épingles.

Pour plus de permanence, faire un second bandage bien soigné en spirale avec renversés ; maintenir le coude par un bandage croisé en avant en forme de ✠ (croix de Malte).

2° *Plaies profondes*

Pour une plaie plus profonde, l'irriguer pendant les préparatifs ou tamponner avec de la charpie et comprimer toutes les parties (la charpie sera enfermée dans des carrés de gaze).

Pour une blessure à la poitrine, employer le bandage de corps avec bretelles (3ᵉ catégorie).

Pour une blessure à la face externe de la cuisse, un bandage carré ou circulaire.

Quand un bandage croisé (1ʳᵉ catégorie) est appliqué à l'aine ou à l'aisselle, on le nomme spica.

La conférence se termine par l'application de divers bandages sur le mannequin articulé.

QUATRIÈME CONFÉRENCE
29 Avril 1892

SUBSTANCES EMPLOYÉES POUR LES PANSEMENTS
(*Suite*)

Outre l'acide phénique et le sublimé corrosif, dont le rôle prépondérant a été exposé précédemment, on fait usage pour les pansements d'un grand nombre d'autres substances.

Le biiodure de mercure, à la dose de 10 centigrammes par litre d'eau bouillie, s'emploie avec succès pour le lavage des plaies ainsi que pour les pansements consécutifs aux opérations chirurgicales des yeux.

L'iodoforme, poudre jaunâtre, d'une odeur très forte

et caractéristique, d'un transport facile, offre, sous un petit volume, des ressources considérables. Il ne faut pas oublier que sa mise en contact avec le sublimé corrosif doit être soigneusement évitée à cause d'une décomposition qui pourrait offrir des dangers.

Il est utile, avant d'employer l'iodoforme à l'état de poudre, de lui enlever son odeur désagréable sans nuire à ses propriétés.

On y arrive facilement en le dédoublant au moyen d'un mélange de charbon et de camphre dans la proportion des 2/3 pour le premier et de 1/3 pour le second.

Voici la formule exacte de ce mélange :

Camphre	5 parties,	mélanger
Charbon	10 parties,	intimement
Iodoforme	15 parties,	au mortier.

Avec l'iodoforme on peut préparer très vite les produits suivants :

Gaze iodoformée : on l'obtient en lavant la gaze à l'eau de puits, en l'imbibant d'une solution de glycérine à 5 0/0, et enfin en la saupoudrant d'iodoforme en poudre.

Le collodion iodoformé obtenu en dissolvant l'iodoforme dans le collodion officinal à raison de 10 gr. pour 100 gr. de collodion.

L'éther iodoformé, dissolution d'iodoforme dans l'éther à raison de 5 gr. pour 100 gr. d'éther.

La glycérine iodoformée, 5 gr. d'iodoforme pour 100 gr. de glycérine officinale.

La pommade iodoformée, 1 gr. d'iodoforme pour 10 gr. d'axonge ou de vaseline.

Les substances dont les noms suivent sont encore fréquemment employées pour les pansements :

Salol, Iodol, Naphtol, Naphtaline, Acide salicylique, Sous-nitrate de bismuth.

D'une façon analogue à l'acide phénique, on emploie encore l'aseptol et le thymol.

Enfin, on fait grand usage de solutions diverses dont voici les formules.

Acide borique en solution de 1 à 4 grammes pour 100 gr. d'eau bouillie.

Chloral, mêmes proportions que ci-dessus.

Chlorure de sodium (sel de cuisine), de 1 à 3 gr. pour 100 gr. d'eau bouillie.

Permanganate de potasse, 0 gr. 50 par litre d'eau bouillie.

Terminons cette énumération par : l'eau chlorée, l'eau oxygénée, l'eau bouillie stérilisée : Ces trois substances rendent les plus grands services pour les lavages des cavités profondes. Privées de germes infectieux, elles n'exposent pas les malades à des intoxications locales et n'irritent jamais les tissus.

Dans tous les pansements il importe de soustraire les plaies à l'action de l'air : Aussi, après avoir procédé aux lavages désinfectants, aux applications de poudres antiseptiques, etc., doit-on s'empresser d'emprisonner au sein de la plaie ces substances au moyen d'appareils très simples destinés à empêcher l'air extérieur d'y pénétrer.

Le *pansement ouaté de Guérin* consistant en couches d'ouate superposées et renforcées jusqu'à formation d'un manchon qu'on recouvre de bandes imperméables.

Le *pansement par occlusion de Chassaignac* composé de bandes de diachylon superposées et imbriquées, sont les deux pansements les plus fréquemment en usage, appropriés aux formes et aux dimensions des parties atteintes, pour empêcher l'air extérieur d'apporter au sein des plaies les germes infectieux dont il est toujours plus ou moins chargé.

BANDAGES

Adoptant la classification du livre de Chavas, le conférencier divise les bandages en trois classes :

PREMIÈRE CLASSE

1ᵉʳ *Groupe.* — Bandages simples.

1ʳᵉ *Catégorie.* — Bandes seules.

— Bandages circulaires (cou, tête, reins).
— Bandages obliques (aisselle).
— Bandages spiraux (membres).
— Bandages croisés (spicas).
— Bandages récurrents.

2ᵉ *Catégorie.* — Pièces de linge.

— Bandages pleins { triangulᵣₑₛ, écharpes, cravates, bandages de corps, usage direct.

2ᵉ *Groupe.* — Bandages composés.

— Bandages en T, doubles ou simples.
— Bandages en ✠.
— Bandages carrés et triangulaires.
— Frondes.

DEUXIÈME CLASSE

Bandages mécaniques.
Bas élastiques.

Ceintures.

Bandages herniaires, etc.

TROISIÈME CLASSE

Attelles, gouttières, etc.

EXERCICES PRATIQUES

M. le docteur Gazin termine la conférence par les exercices pratiques suivants faits sur le mannequin articulé :

Bandage carré : applications à l'estomac, derrière la tête, à l'épaule, à l'aine, au genou, au coude.

Bandage triangulaire : applications à l'aine, à la partie latérale de la poitrine, à hauteur du mamelon.

Bandage en T simple, c'est-à-dire avec un seul chef inférieur, application à la tête.

Bandage en T double, c'est-à-dire avec chef supérieur et chef inférieur. Applications à la figure, aux yeux, à la région fessière.

Bandage croisé ou oblique, monocle ou binocle. Application pour cas de plaie à la tête.

Bandage spiral : application des doigts à l'épaule.

Bandage croisé : application au coude, au genou, à la cuisse, au pied avec remarques fort intéressantes sur la difficulté de recouvrir le talon et sur le moyen d'y parvenir.

Echarpes, petites, grandes, carrées ou triangulaires. — Manières de les appliquer.

CINQUIÈME CONFÉRENCE

6 Mai 1892

HÉMORRHAGIES — HÉMOSTASE — SYNCOPES
FRACTURES

I. — *Hémorrhagies*. — La circulation du sang dans
l'organisme humain est *artérielle, veineuse* ou *capillaire*. Le *cœur* en est l'organe principal ; c'est un mus-
cle creux appelant à lui le sang des veines à la façon
d'une pompe aspirante, pour le refouler ensuite dans
les artères comme le ferait une pompe foulante.

Les *capillaires* sont de petits vaisseaux communi-
quant avec les artères d'une part, et avec les veines
d'autre part, pour rendre à celles-ci le sang artériel qui
est ainsi ramené vers le cœur.

Une hémorrhagie est dite *artérielle* lorsque le sang
s'échappe d'une artère : on la reconnait à la couleur
vermeille du sang qui s'élance par *jets saccadés*. La
compression dans ce cas doit être faite *au-dessus* de
la plaie, c'est-à-dire *entre la plaie et le cœur*.

L'hémorrhagie est dite *veineuse* lorsque le sang s'é-
chappe des veines : Le sang est *brun*, le jet *continu*
et *non saccadé*. — La compression doit se faire *au-
dessous* de la plaie, *entre la plaie et le membre*.

Dans l'hémorrhagie capillaire, le sang est *rouge*,
s'écoule *lentement* et en *nappes*.

Dans les artères, le sang circule *du cœur à la périphérie*. Dans les veines il va *de la périphérie au cœur*.

Les deux modes de compression ci-dessus indiqués s'expliquent par la marche du sang soit dans les artères, soit dans les veines.

II. — *Hémostase.* — On arrête une hémorrhagie par la compression *immédiate* ou *directe*, par le *tamponnement*, au moyen des boulettes d'amadou, enfin par la compression à *distance* ou *médiate*.

La *compression immédiate* se fait avec les doigts, avec des pinces ou par les agents frigorifiques.

Le *tamponnement* se fait au moyen de tampons de charpie imbibée d'un liquide antiseptique. On commence par chercher le point d'où le sang s'échappe ; on le comprime avec le doigt ; on applique, au moyen d'une pince, un premier tampon imbibé ; on comprime ce tampon avec le doigt ; on en applique un second sur le premier ; on comprime de nouveau et ainsi de suite, puis on applique un pansement recouvert d'une bande qui le maintient fortement.

Les adjuvants les plus fréquemment employés sont : *les réfrigérants* — l'eau à 45° ou 50° ; les *styptiques* tels que l'eau vinaigrée, — l'eau alunée à 4 0/0 ; — l'eau de Pagliari ; la poudre de colophane ; — la toile d'araignée ; — l'amadou ; — le coton, la gaze, etc.

Il faut proscrire le perchlorure de fer, agent styptique offrant de graves inconvénients et parfois dangereux.

La compression *indirecte*, à *distance* ou *médiate*, est préférable à la première, parce qu'elle ne favorise pas, comme celle-ci, l'hémorrhagie veineuse en pressant sur la périphérie du membre blessé : elle ne comprime

que les points nécessaires. Elle se fait par les moyens
suivants :

Le *garrot*, simple plaque maintenue par une bande ;

Le *tourniquet*, dont le plus simple consiste dans deux
petits bâtons placés à distance et dans le sens conve-
nable à la compression, puis réunis et maintenus par
une bande.

On conçoit facilement que ce mode de compression
laisse place à la circulation dans les parties non bles-
sées, dont les vaisseaux ne se trouvent pas obstrués
par la pression de toute la périphérie du membre.

Ces appareils sont désignés sous les noms de :

Tourniquet J.-L. Petit ;

Compresseur de Marcelin Duval ;

Compresseur de Charrière.

Les battements artériels sont surtout perceptibles :

Pour le membre supérieur, au milieu du bras, au-
dessous du biceps ;

Pour le membre inférieur, à la partie interne et
supérieure de la cuisse.

Il importe de se guider sur ces perceptions lorsqu'on a à appliquer un appareil compressif.

Les hémorrhagies sont encore combattues par
la flexion des membres et par les cautérisations au
thermo-cautère de Paquelin.

III. — *Syncopes*. — Lorsque le blessé tombe en
syncopé, on doit d'abord le placer dans la position hori-
zontale ; ensuite on emploie ensemble ou alternativement les aspersions d'eau froide, les frictions sèches
ou excitantes au moyen d'alcool ou de vinaigre, sur
les membres et la poitrine ; on a recours à l'excitation

des fosses nasales et du fond de la gorge, au moyen
des barbes d'une plume, aux inhalations stimulantes
d'éther ou de vinaigre et enfin aux toniques.

Il faut veiller, tant que dure la syncope, à ce que
le malade ne serre pas les dents, ne se morde pas les
lèvres ou la langue.

IV. — *Fractures*. — Les signes auxquels on reconnaît la fracture simple d'un membre sont :

La déformation ;

La crépitation ;

Une mobilité anormale.

Pour rendre le blessé transportable, il faut placer
le membre fracturé dans une gouttière, sorte de gril-
lage ayant la forme soit d'un bras, soit d'une jambe,
côté droit ou gauche.

Au fond de la gouttière on dispose d'abord un cous-
sin, ou à défaut, une couche de paille, de foin, de
gazon, de coton, etc. On y place le membre préalablement recouvert d'une compresse imbibée d'un
liquide astringent tel que eau blanche, eau végéto-
minérale. On rembourre les vides de l'appareil avec
de la charpie, du coton, de la paille, du foin, du gazon,
etc. On ferme la gouttière après s'être assuré que le
point fracturé est immobilisé.

On entoure la gouttière d'une ou de plusieurs bandes, d'autant plus solidement que le parcours à faire
doit être plus long.

Le blessé peut ainsi voyager plusieurs jours et ga-
gner l'hôpital sans aggraver son état.

Dans les fractures compliquées de plaies, d'hémorrhagies, il faut d'abord s'occuper de ces complications

en utilisant les notions précédemment exposées et les procédés décrits pour l'antisepsie, les hémorrhagies, la compression et les pansements.

Alors seulement on procédera à l'application de la gouttière conformément à ce qui vient d'être dit.

SIXIÈME CONFÉRENCE
13 Mai 1892

EMPOISONNEMENT — ASPHYXIE — BRULURES — RÉVULSIONS — ÉMISSIONS SANGUINES — CAUTÉRISATIONS — INJECTIONS HYPODERMIQUES — THERMOMÉTRIE.

I. — *Empoisonnement.* — Dans le cours d'une campagne de guerre, il arrive fréquemment aux ambulances des malades dont l'état général fait soupçonner une intoxication; ils offrent des symptômes caractéristiques; face congestionnée, d'un brun violacé, langue chargée, yeux ternes et jaunâtres, embarras de l'estomac, etc.

On administrera de suite un éméto-cathartique ou vomi-purgatif composé de 1 gramme de poudre d'Ipecacuanha et de 5 centigrammes d'émétique dans un verre d'eau chaude. Le médecin sera de suite prévenu et fera le nécessaire.

II. — *Asphyxie.* — L'asphyxie se reconnaît à la suspension de l'acte respiratoire.

Tous les genres d'asphyxie peuvent se présenter chez les combattants tels que asphyxie par *submersion*, par le *froid*, par le *chaud*, par *suspension* ou *strangulation*, par *pression*, *éboulement*, par les *gaz méphitiques* et aussi par *fulguration*.

Dans tous ces cas, le malade est dans un état de torpeur, d'anéantissement ; altération des lèvres, suspension du pouls, absence des battements du cœur, etc.

Le traitement général consiste dans des frictions sèches et au besoin irritantes sur le dos et la poitrine, des affusions d'eau froide sur la face ; comme pour les syncopes, on pratique des titillations au fond de la gorge, dans les narines, au fond des oreilles ; on emploie la flagellation au moyen d'une serviette mouillée ; on brûlera du soufre à proximité des narines ; on recourra à la respiration artificielle.

Pour *les noyés*, on les place sur le côté droit afin qu'ils rejettent l'eau absorbée. — On débarrasse la bouche en ayant soin de la maintenir ouverte au moyen d'un coin placé entre les dents ; on comprime la poitrine, on élève alternativement les bras ; on recourt à la respiration artificielle.

Les asphyxiés par les gaz méphitiques seront, en outre du traitement général, soumis à l'action de l'eau chlorée (1 partie de chlorure de chaux pour 45 parties d'eau).

A l'asphyxie par le froid se rattachent les congélations partielles qui offrent trois degrés :

1° Les *rougeurs simples* qui se traitent par les bains astringents de feuilles de noyer ou d'eau alcoolisée à 4 0/0 ou par le liniment ammoniacal camphré ;

2° Les *phlyctènes* qui cèdent à l'action de bains astringents ou qu'on guérit rapidement par l'emploi du mélange ci-dessous contre les eschares ;

3° Les *eschares*, plus longs à guérir, sur lesquels on applique avec succès un mélange de consistance molle composé de :

Camphre . . . . 10 grammes.
Extrait thébaïque. . . . . 2 —
Alcool. . . . . q. s.

Les congélations plus étendues offrent des cas graves, parce que le malade arrive parfois à l'asphyxie par suite d'une oxygénation insuffisante, et d'une accumulation exagérée d'acide carbonique dans les voies respiratoires.

Ici, il importe de *réchauffer progressivement* au moyen de frictions, avec la neige ou la glace, puis avec l'eau froide, ensuite l'eau tiède, puis enfin avec l'eau chaude.

Après les réchauffements progressifs on administrera des toniques (potions alcoolisées).

III. — *Brûlures.* — Les cas de brûlure se présentent souvent dans les ambulances :

Les degrés de brûlure sont au nombre de six :

1° Rubéfaction ;
2° Rougeur et phlyctène ;
3° Destruction du derme superficiel ;
4° Id. du derme profondément ;
5° Id. des tissus sous-jacents ;
6° Id. des tissus sous-jacents et épaisseur complète du membre.

Pour les deux premiers degrés, il suffira ordinairement d'employer les lotions d'eau boriquée à 4 0/0, — les lotions antiseptiques, — les bains boriqués ou antiseptiques.

Pour les degrés suivants et selon la profondeur des plaies, on aura soin d'abord d'aseptiser la partie ma-

lade ; puis on appliquera une couche de pommade boriquée à 1/10, qu'on recouvrira d'une couche épaisse
d'ouate hydrophile aseptique, le tout maintenu par
une bande ; ce pansement devra rester en place plusieurs jours, à moins qu'il y ait suppuration, cas auquel
il importe de le changer en ayant soin d'aseptiser chaque fois.

La pommade boriquée peut être remplacée par le
liminent oléo-calcaire.

IV. — *Révulsion*. — La révulsion a pour but de
rappeler à la périphérie le sang qui tend à s'accumu-
ler sur un point malade plus ou moins profond.

Sur ce point douloureux, la révulsion se fait au
moyen de frictions irritantes (liniment ammoniacal,
camphre), de badigeonnages de teinture d'iode, d'applications de sinapismes.

Dans les cas graves et lorsqu'on veut exercer une
action énergique, on a recours aux vésicatoires cam-
phrés, aux applications d'ammoniaque sur la peau. On
obtient des phlyctènes plus ou moins étendues selon la
largeur des vésicatoires ou des applications ammonia-
cales ; on perce les phlyctènes en ayant soin de laisser
retomber la pellicule mince sur la plaie et la recouvrir.

On étend ensuite sur cette plaie une couche de vaseline ordinaire ou boriquée ; on recouvre d'une épaisse
couche d'ouate aseptique et on termine par un bandage circulaire, spiral ou oblique selon le cas.

V. — *Emissions sanguines*. — Après certaines con-
tusions violentes, déterminant un gonflement rapide,
il est souvent nécessaire de provoquer une émission
sanguine sur la partie malade.

On a recours aux sangsues, aux ventouses sèches, aux ventouses scarifiées.

Le scarificateur est un instrument à lames parallèles se mouvant ensemble par un ressort, et au moyen duquel on lacère les parties ventousées, de manière à en tirer du sang.

VI. — *Cautérisation*. — Lorsqu'il y a lieu de cautériser une plaie, on a recours aux moyens suivants :

1° Agents chimiques :

Solutions acides (vinaigre étendu d'eau en proportions variables) ;

Alcalins (potasse, pâte de Vienne) ;

Caustiques métalliques (nitrate d'argent, chlorure de zinc, pâte de Canquoin).

2° *Chaleur*.

Cautérisation au fer rouge ou au moyen du thermocautère de Paquelin ;

3° *Galvano-cautère thermique*.

VII. — *Injections hypodermiques*. — Les injections hypodermiques se font au moyen de la seringue de Pravaz, graduée, dans laquelle on introduit *une solution titrée* de la substance à injecter.

On enfonce sous la peau, *obliquement*, l'aiguille de la seringue ; la manœuvre du piston permet de s'arrêter au moment précis où la quantité voulue de substance est introduite dans les tissus sous-cutanés.

Il faut toujours aseptiser la pointe de l'aiguille et la seringue elle-même.

VIII. — *Thermométrie médicale*. — A l'aide d'un thermomètre maxima, placé sous l'aisselle du malade, on constate la température du corps chaque fois qu'il en est besoin ; quelques praticiens préfèrent placer le thermomètre dans l'anus.

Dans les maladies longues telles que fièvres typhoïdes, pneumonie, phtisie, etc., on prend généralement la température deux fois par jour, matin et soir.

Les observations de la température, ainsi que celles des pulsations, s'inscrivent sur des feuilles disposées de telle façon, qu'à une simple inspection, on a sous les yeux un graphique indiquant toutes les oscillations soit en hausse, soit en baisse.

Ce sont les feuilles dites de *température et de pulsations*.

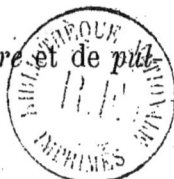

DIJON. — IMPRIMERIE DARANTIERE

224